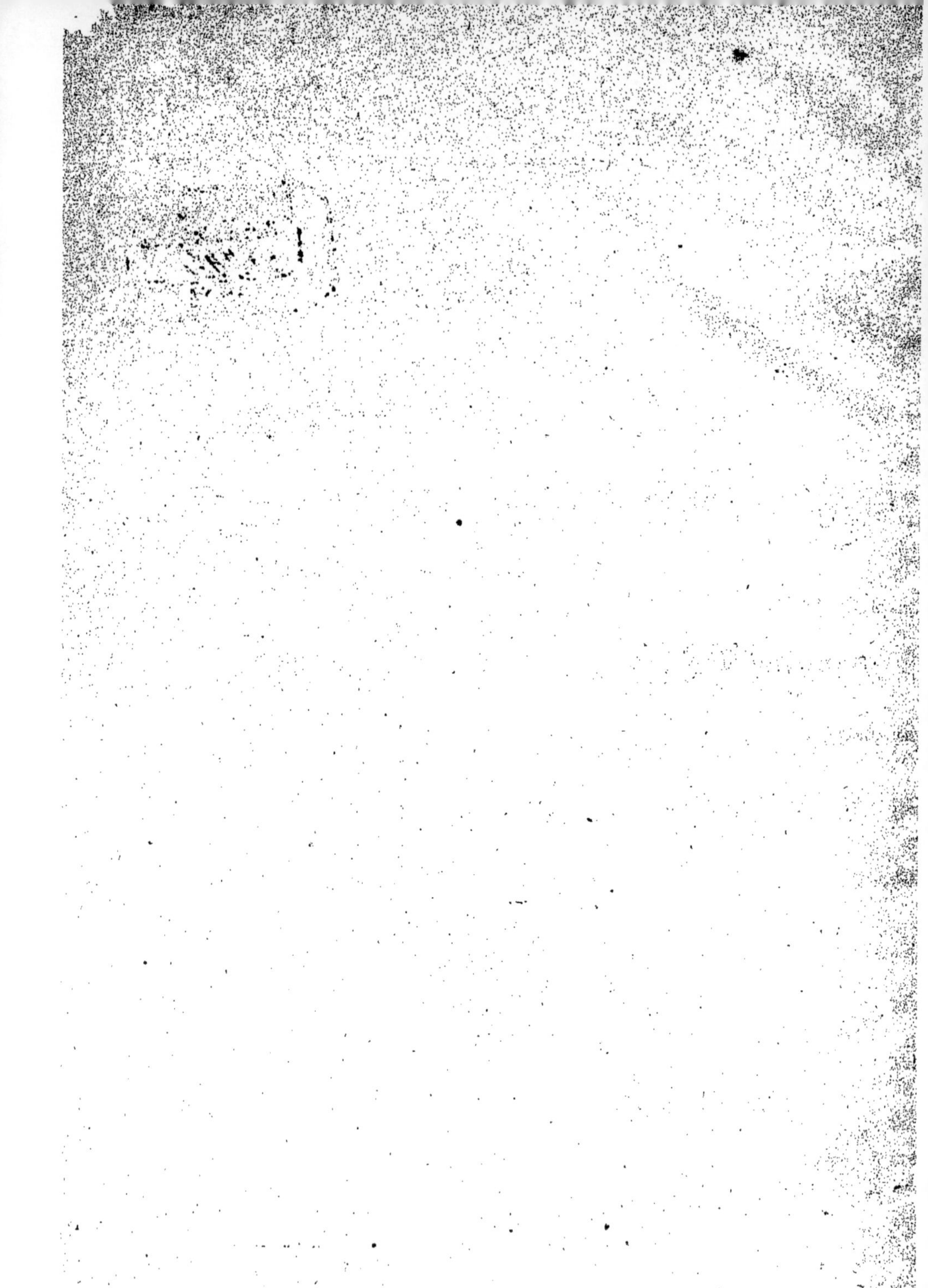

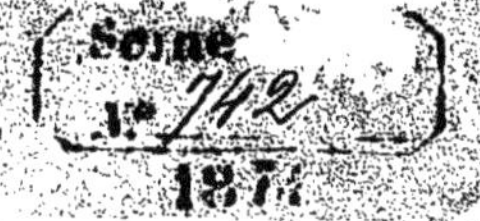

PUBLICATIONS DU *PROGRÈS MÉDICAL.*

LEÇON

SUR LES

PÉRIARTHRITES

COXO-FÉMORALES

MALADIE DES BOURSES SÉREUSES PÉRI-TROCHANTÉRIENNES ET DU GRAND TROCHANTER, SIMULANT LA COXALGIE.

Par S. DUPLAY
Chirurgien des hôpitaux

RECUEILLIE

Par H. DURET
Interne des Hôpitaux

Aux bureaux du PROGRÈS MÉDICAL,
6, rue des Écoles.

A. DUVAL, Libraire-Éditeur,
6, rue des Écoles.

1874

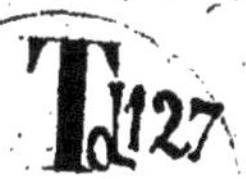

PUBLICATIONS DU *PROGRÈS MÉDICAL.*

LEÇON

SUR LES

PÉRIARTHRITES

COXO-FÉMORALES

MALADIE DES BOURSES SÉREUSES PÉRI-TROCHANTÉRIENNES ET DU GRAND TROCHANTER, SIMULANT LA COXALGIE.

Par S. DUPLAY
Chirurgien des hôpitaux

RECUEILLIE

Par H. DURET
Interne des Hôpitaux

Aux bureaux du PROGRÈS MÉDICAL,
6, rue des Écoles.

A DUVAL, Libraire-Éditeur
6, rue des Écoles.

1874

DES

PÉRIARTHRITES

COXO-FÉMORALES

Messieurs,

Le malade, qui va faire le sujet de notre leçon clinique aujourd'hui, est atteint d'une affection complexe de la hanche, d'un diagnostic difficile. Voici, en quelques mots, son histoire clinique :

B... est tailleur et, comme tous les gens de cette profession, adopte, pour coudre, une posture constante. Assis sur une table, les jambes pliées et passées l'une sous l'autre, il a l'habitude de reposer plus spécialement sur la hanche et la fesse du côté gauche. Il y a 20 ans, la région trochantérienne de ce côté devint douloureuse, fut le siége d'inflammation, de rougeur et d'empâtement. Plusieurs abcès se formèrent; ils s'ouvrirent spontanément : les uns guérirent complétement, les autres restèrent fistuleux et donnèrent issue (d'après le dire du malade) à 2 ou 3 petits séquestres osseux en forme d'aiguille. Enfin, ces fistules disparurent à leur tour. Mais, le malade reprit sa profession, et, avec elle, son invariable posture. Tout alla bien cependant jusqu'en 1870-71. Il eut alors beaucoup à souffrir des privations et de la misère. Sous l'influence d'un mauvais état général, le traumatisme permanent que subissait la région trochantérienne, y engendra de nouveau des abcès et des fistules nombreuses. Au bout de deux ans, voyant qu'elles ne tarissaient pas et qu'il souffrait davantage, il entra dans mon service, salle Saint-Barnabé, lit n° 36. Jusqu'à cette époque, il n'avait subi aucun traitement sérieux.

Lorsqu'on l'examine attentivement, on constate une difformité assez accusée de la région de la hanche qui est aplatie, sillonnée de cicatrices et d'ouvertures fistuleuses. Des cicatrices, les unes sont superficielles, les autres, profondes et adhérentes aux tissus sous-jacents. Il y a trois fistules principales. L'une supérieure, située en dehors du grand trochanter, le contourne et se perd sous les muscles fessiers; l'autre répond entièrement à la partie moyenne du grand trochanter; un stylet introduit perpendiculairement vient heurter l'os, contre lequel il rend un son sec et caractéristique; la troisième fistule, située plus bas que les deux premières, se perd dans les muscles de la région postérieure de la cuisse.

Cette exploration démontre l'existence d'une lésion du grand trochanter ayant donné lieu à des fistules multiples, mais on ne peut s'en tenir à ce diagnostic. Ce n'est là que le petit côté de la question. Toutes les fois que l'on constate une lésion osseuse, voisine d'une articulation, on doit se demander si celle-ci est intacte ou participe aux altérations. Notre malade présente précisément presque tous les signes d'une coxalgie ; j'entends par là, d'une affection chronique de l'articulation coxo-fémorale.

Il éprouve, au niveau du genou, une *douleur* plus vive que partout ailleurs, tandis que, à la hanche, il ressent uniquement de la gêne dans les mouvements. Ce sont là précisément les caractères de la douleur coxalgique. La *claudication* est aussi très-prononcée : dans la marche, le malade transporte le membre gauche en avant du membre droit, par un mouvement latéral du bassin ; l'articulation coxale gauche est immobilisée par la contracture des muscles. Lorsqu'on examine le sujet debout, en se plaçant derrière lui, on constate un aplatissement de la hanche très-prononcé : le pli fessièr est abaissé. Il maintient sa cuisse à demi-fléchie sur le bassin dans la rotation en dehors et dans l'abduction. Le membre malade paraît, à la vue, allongé de 2 ou 3 travers de doigt. Mais en prenant les précautions habituelles, on reconnait qu'il est égal tout au plus à celui du côté opposé : il paraît même y avoir un raccourcissement réel d'un centimètre. Ne sont-ce pas là les principaux signes classiques d'une coxalgie ?

Cependant, Messieurs, cet homme, à mon avis, n'a aucune lésion *articulaire* soit aiguë, soit chronique. Il y a, en effet, certaines affections périarticulaires qui simulent la coxalgie. Avant de rechercher quelle est la nature de ces affections et de préciser le diagnostic, étudions les conditions et les causes de ces attitudes vicieuses du membre inférieur d'une manière générale. Nous comprendrons mieux ainsi comment une lésion, située en dehors de l'articulation, peut les produire et faire supposer, à un examen peu approfondi, l'existence d'une affection de l'articulation elle-même.

On sait que Bonnet, ayant fait des injections forcées dans l'intérieur des articulations, a reconnu, que lorsque la capsule était distendue par le liquide, le membre prenait une position à peu près constante, semblable à celle des malades atteints d'affections articulaires. Il en conclut que l'attitude du membre chez ces malades est due à un épanchement intra-articulaire. Cette vue théorique n'est pas exacte pour la coxalgie; souvent on ne trouve pas à l'autopsie de liquide dans la capsule; parfois aussi le membre est dans la rotation en dedans et dans l'abduction, position absolument contraire à celle que Bonnet a indiquée. D'ailleurs, cette explication ne saurait nous satisfaire dans le cas présent, puisque nous supposons que l'articulation coxo-fémorale est absolument saine.

On a dit que la douleur amenait des contractures par action réflexe et, plus tard, des rétractions des muscles voisins de l'articulation malade. Mais pourquoi se contractent-ils toujours de la même manière ? C'est que la contraction a lieu de façon à mettre les jointures dans une position moyenne où la douleur est la moins vive possible. Les expériences de Bonnet ont été utiles parce qu'elles ont appris dans quelle situation une articulation était aussi relâchée que possible.

Dans la coxalgie, les muscles se contractent de manière à mettre la cuisse dans une position intermédiaire entre la flexion et l'extension, entre l'adduction et l'abduction. L'articulation étant ainsi immobilisée le malade ne souffre plus. C'est donc la douleur qui est, dans l'origine, la cause de l'attitude prise par les malades.

Or, Messieurs, n'est-il pas admissible qu'une lésion des parties voisines de l'articulation puisse produire les mêmes effets ? Les mouvements d'une articulation déterminent des modifications dans les organes voisins : il y a des frottements des saillies osseuses sur les parties périphériques qui peuvent déterminer de la douleur si elles sont enflammées. Ici, comme dans la coxalgie, l'immobilité est nécessaire. *Ce n'est plus parce que la tête frotte contre une cavité irritée, mais parce que le col fémoral ou le grand trochanter viennent heurter des régions malades* que tout mouvement est suspendu.

Dans un phlegmon de la paume de la main, le patient maintient ses doigts courbés et le poignet a demi-fléchi. Cependant aucune des articulations n'est enflammée. L'attitude vicieuse d'un membre n'est donc pas due exclusivement à une lésion articulaire : les affections des parties périphériques peuvent aussi les produire.

Nous avons aussi observé chez notre malade un allongement apparent du membre gauche. Les deux fémurs articulés sur les parties latérales du bassin représentent deux leviers implantés par leur extrémité supérieure sur une tige transversale; si l'une des extrémités de cette tige s'incline d'un côté, l'autre extrémité s'élève et les deux membres, entraînés en sens inverse, paraîtront d'une longueur inégale; le bassin s'abaisse du côté gauche et se relève du côté droit et les deux membres le suivent dans ce mouvement.

Par la mensuration nous avons trouvé, au contraire, que le membre gauche était plus court d'un centimètre que le membre droit : il n'y a là rien de surprenant; le bassin en s'inclinant à gauche rapproche l'épine iliaque antérieure et supérieure de la malléole externe de ce côté. Lorsque les deux branches d'un compas sont aussi ouvertes que possible, la distance entre les deux pointes est dans toute sa grandeur : si vous rapprochez les deux pointes, vous diminuez peu à peu leur écartement. Il en est de même pour le bassin et le fémur. Le membre est en demi-flexion. d'un côté, il est en extension de l'autre.

Remarquez encore, Messieurs, que le bassin est tordu sur lui-même du côté gauche, où l'épine iliaque antérieure est portée en avant et en bas. Il existe une ensellure dans la région lombaire : vous pouvez facilement passer la main sous les reins du malade lorsqu'il repose sur le plan horizontal formé par le lit. Si on élève le membre inférieur malade, le bassin vient s'appliquer contre le lit et l'ensellure disparaît. C'est que l'articulation coxo-fémorale est immobile : elle forme pour ainsi dire le centre d'un levier coudé, dont une des branches est le membre inférieur et l'autre le bassin; lorsqu'on élève une de ces branches l'autre s'abaisse.

Lorsque le malade est debout, on voit, en suivant la ligne dessinée par les apophyses épineuses du rachis, que celle-ci forme une courbe à convexité gauche à la région lombaire; que la convexité est à droite à la région dorsale. Ce sont là des courbures de compensation. L'axe du tronc, qui passe par le centre de gravité du corps, doit tomber dans le plan horizontal compris entre les deux pieds. Le bassin étant incliné à gauche, si le tronc obéissait à cette inclinaison, l'axe rencontrerait le sol en dehors du plan indiqué; la stabilité serait impossible. La colonne lombaire suit le mouvement du bassin, mais la colonne dorsale corrige aussitôt cette attitude vicieuse. Telle est l'explication de ces courbures.

Mais, Messieurs, pourquoi cette inclinaison et cette torsion du bassin, ces inflexions spinales? Le fémur se place par rapport au bassin dans une position moyenne (flexion, abduction et rotation en dehors), position rendue fixe par la contracture des muscles. Cette position ne peut être conservée par le malade, soit pendant la marche, en raison des lois qui président à l'équilibre; soit dans la position couchée, en raison de la fatigue et de l'incommodité qui résulteraient de la flexion de la cuisse sur le bassin. Aussi le fémur malade tend à se placer parallèlement au fémur sain et c'est le bassin qui subit la déviation. D'où son inclinaison. — La torsion est pour suppléer aux mouvements de l'articulation coxo-fémorale. Celle-ci est, nous le savons, condamnée à l'immobilité absolue. Elle occupe une position fixe dont nous avons expliqué les causes. Lorsque le malade marche ou lorsqu'il exécute quelques mouvements sur un plan horizontal, c'est le bassin et la colonne vertébrale qui se meuvent pour lui. En vous décrivant la *péri-arthrite scapulo-humérale* je vous ai montré l'omoplate suppléant à l'articulation humérale dans ses fonctions. Il en est de même dans la *péri-arthrite coxo-fémorale*. Le bassin agit comme l'omoplate, et comme il est fixé à la colonne rachidienne, il oblige celle-ci à participer plus ou moins à ses mouvements. Ainsi donc *la loi de suppléance* existe pour les deux grandes articulations des membres supérieurs et inférieurs avec le tronc. C'est une disposition heureuse qui rend moins redoutables les lésions de ces articulations. Les malades ne sont pas condamnés à une impotence absolue.

Ces considérations nous permettent donc de nous rendre compte des attitudes vicieuses du membre inférieur chez notre malade sans qu'il soit nécessaire d'admettre une lésion articulaire.

Il nous reste maintenant à établir que l'articulation coxo-fémoral eest entièrement saine. Ce sera facile. Dans la *coxalgie* lorsqu'on saisit la cuisse du malade entre ses deux mains et qu'on imprime un mouvement brusque au fémur de manière à produire un choc de la tête contre la cavité cotyloïde, le malade accuse une vive douleur au niveau de l'articulation. Cela n'existe pas dans le cas présent.

Voici encore une autre preuve que l'articulation est intacte. On peut fléchir, jusqu'à un certain point, la cuisse sur le bassin. Pour bien constater cette flexion, il faut prendre certaines précautions. Dans la péri-arthrite *scapulo-humérale* pour s'assurer si l'omoplate suit les mouvements de l'humérus, on fixe celle-ci avec une main pendant qu'on élève le bras de l'autre et on sent le mouvement se communiquer. C'est que l'humérus et l'omoplate forment un levier rigide et coudé; une des branches entraîne l'autre. Dans la péri-arthrite *coxo-fémorale*, il n'y a pas de brides fibreuses qui fixent l'articulation d'une façon aussi complète; aussi la flexion de la cuisse sur le bassin est encore possible. Pour la constater, on place le creux poplité du membre atteint sur le pli de son coude. On recommande bien au malade de laisser reposer son membre et on essaye de le soulever. En même temps, avec l'autre main appliquée sur l'épine iliaque antérieure et supérieure, on applique le bassin contre le lit et on l'y maintient fixé solidement. On essaye alors de soulever le membre malade, de le fléchir dans l'articulation coxo-fémorale. Si cette articulation est immobile, la cuisse formera avec le bassin un levier coudé rigide; il sera impossible de la fléchir. Si on essaye de l'étendre, le bassin suivra le mouvement, ce qui sera facile à constater avec l'autre main, qui repose sur l'épine iliaque. Si au contraire l'articulation est libre, la flexion et l'extension se feront sans qu'on perçoive aucun mouvement se communiquer au bassin. Chez notre malade, nous pouvons produire en partie cette flexion et cette extension. On peut amener la cuisse jusqu'à ce qu'elle fasse un angle de 45° environ avec le plan antérieur de l'abdomen. Si nous n'avons pu accomplir entièrement ces mouvements, c'est qu'il peut exister des brides fibreuses autour de l'articulation qu'elles immobilisent en partie. L'adhérence des cicatrices de la hanche aux parties profondes nous donne le droit de le supposer. Enfin, il est impossible au malade, malgré sa volonté énergique, de vaincre la douleur. Nous ne pourrons, du reste, avoir de certitude à cet égard que lorsqu'il sera chloroformé. Toutefois, il ne faut pas s'exagérer l'importance du sommeil anesthésique pour le diagnostic des périarthrites, soit de l'épaule, soit de la hanche. Le chloroforme ne fait disparaître que la contracture, mais ne change rien aux rétractions cicatricielles, aux adhérences fibreuses, etc.

Quoi qu'il en soit, nous pouvons admettre dès maintenant que l'articulation coxo-fémorale est intacte et que la maladie est extra-articulaire. Il nous reste donc une question importante à résoudre : quelle est la nature de cette affection extra-articulaire ?

A la face externe du grand trochanter, sous le tendon du muscle du grand fessier, il existe une vaste bourse séreuse qui peut être le siége d'abcès, de fistules, etc., qui donnent lieu à l'ensemble symptomatique que présente notre malade. Ovale et allongée, la bourse séreuse trochantérienne, qu'il ne faut pas confondre avec la bourse séreuse sous-cutanée, qui occupe la même région, repose sur la partie postérieure du grand trochanter. Son extrémité supérieure atteint la partie médiane du moyen fessier. Insufflée, elle prend une forme ovoïde; elle est en quelque sorte cloisonnée, subdivisée par une membrane en deux cavités : la supérieure répondant à la partie postérieure du grand trochanter ; l'inférieure, reposant sur l'extrémité supérieure du vaste externe. Par ses faces, elle adhère d'une part au tendon du grand fessier; et de l'autre, intimement, au périoste; ses bords sont faiblement unis aux tissus voisins; son bord postérieur est *très-voisin du trajet du nerf grand sciatique.*

Les lésions de cette bourse séreuse et leur symptomatologie sont encore peu connues. C'est Chassaignac le premier qui, dans son traité de la suppuration, en a donné une bonne description. La thèse de M. Pronosuski, sur les affections de la région trochantérienne (Paris, 1870), renferme aussi quelques observations intéressantes. Enfin, un de mes internes, M. Foix, a réuni six observations, puisées dans lés journaux anglais, de lésions de la bourse trochantérienne ayant simulé une coxalgie (Foix, *Archives de médecine*, janvier 1872, observations des docteurs Edouard Wialls, Robert Macnab et Fridgin Teale.) Le malade qui fait le sujet de notre leçon est le troisième que j'observe moi-même. Vous en avez déjà vu un cas au commencement de cette année dans le service. Permettez-moi, Messieurs, de vous lire deux des observations publiées par M. Foix. Vous aurez ainsi une idée plus complète de cette affection et vous comprendrez mieux combien il est important de ne pas la confondre avec une coxalgie, lorsque vous saurez que cette erreur a d'abord été commise par un chirurgien anglais et qu'elle a failli être très-préjudiciable aux malades.

OBSERVATION IV. — *Premier cas de Robert Macnab* (*The Lancet*, 12 novembre 1870). G. S..., garçon un peu strumeux, âgé de 16 ans, né dans l'Inde, fils d'un officier de l'armée de l'Inde; au mois de mars dernier, en s'amusant à la balançoire avec ses frères, fut violemment heurté à la hanche gauche par l'extrémité de la planche sur laquelle il s'était balancé. Le lendemain matin, il se plaignit d'une douleur au niveau de la partie contuse, et je fus appelé pour le voir. Je trouvai la hanche légèrement gonflée au niveau du grand trochanter, chaude et douloureuse à la pression ; la marche déterminait de la douleur. Pas de troubles généraux. Je prescrivis le repos et des fomentations. Ce traitement fut continué pendant une semaine, sans autre résultat que la diminution de la douleur. Le gonflement de la région trochantérienne semblait plutôt avoir augmenté. Il s'étendait plus bas du côté de la cuisse, en devenant plus empâté au toucher. L'aîne aussi était devenue légèrement gonflée, et, il y avait une certaine gêne dans l'articulation. — Prescription : repos complet dans la position horizontale, vésicatoires répétés au niveau ou autour du grand trochanter. Le cautère actuel avait été refusé. Sirops de phosphate de fer et d'iodure de potassium, et huile de foie de morue à l'intérieur. Ce traitement fut suivi, au bout d'un mois, de l'application sur toute la hanche de teinture d'iode composée.

6 mai. — Ces moyens n'ont pas donné de bons résultats; à cette époque l'affection simulait à un degré marqué la première période de la coxalgie. La cuisse était légèrement fléchie sur le bassin, le genou dans l'adduction. Le membre inférieur atteint d'une émaciation générale présentait un allongement apparent marqué. En comparant les deux hanches au tronc, on trouvait que la convexité de la hanche gauche était aplatie. Le grand trochanter du même côté était plus saillant, plus arrondi et plus bas que celui du côté opposé. Impossible de peser sur le membre malade, à la moindre tentative dans ce sens l'enfant accuse des douleurs, non pas dans la jointure, mais au grand trochanter et à la partie supérieure de la cuisse. Pas de douleur à la pression sur la tête du fémur pas plus qu'en poussant brusquemment le talon ou le genou du côté de l'articulation de la hanche. Je redressai le membre avec l'aide du chloroforme, et j'appliquai une longue attelle ; je ne fis pas d'extension. L'attelle fut maintenue dans sa position en plaçant son extrémité inférieure entre deux pièces de fer verticales fixées sur une large plaque horizontale.

1er juillet. — La santé générale du malade commence à s'affecter. L'attelle est retirée depuis une semaine, après être restée appliquée plus de six semaines. Pas d'amélioration appréciable. Le gonflement de la région trochantérienne n'a pas diminué. L'allongement apparent avec immobilité complète du membre sur le bassin persiste. Pas de douleur dans la jointure à la percussion du talon. — Prescription : séjour sur le bord de la mer avec attelle épaisse en cuir, ouverte au niveau du grand trochanter appliquée avec soin avant le départ.

J'avoue que je pris alors l'affection, comme le fit du reste un autre médecin qui vit le malade avec moi, pour un cas bien marqué de coxalgie qui aurait débuté par une inflammation périostique du trochanter se terminant par une carie, par nécrose, et le mauvais état de la santé générale gravement atteinte inspirait sérieusement des doutes au sujet de la guérison définitive.

Le 12, je fus appelé tout à coup pour voir mon malade dont je n'avais pas eu de nouvelles depuis son départ. J'appris que l'attelle en cuir avait été retirée deux ou trois semaines après son arrivée ; qu'il était graduellement arrivé à marcher avec des béquilles ; que trois jours avant ma visite, après une marche plus longue que d'habitude, la tumeur de la hanche était tout à coup devenue excessivement douloureuse, qu'elle avait rapidement augmenté d'étendue et enfin qu'elle s'était ouverte, donnant issue à une grande quantité de pus.

A l'examen je trouvai une ouverture circulaire du diamètre d'un schelling environ, en travers de laquelle sortaient des fongosités mollasses. L'aspect de ces excroissances avait fort alarmé la mère qui m'avait fait appeler. La sonde ne découvrait pas d'os carié, mais le doigt pouvait être introduit en bas de l'os jusque dans une cavité considérable, s'étendant tout autour du grand trochanter, et s'enfonçant profondément en arrière du fémur. On sentait distinctement dans la cavité le tendon du grand fessier. Je fus frappé d'une amélioration considérable de la santé générale du malade. Le membre affecté pouvait être déplacé librement sans déterminer la plus légère douleur, et comme je demandais à l'enfant s'il pouvait marcher sans ses béquilles il s'en débarrassa immédiatement et se mit à marcher rapidement à travers le jardin en boitant excessivement peu. Prescription : injection d'acide phénique dans la cavité, trois fois par jour. Pansement de la plaie extérieure avec la même substance, prolonger le séjour sur le bord de la mer.

10 octobre. — J'ai vu le malade aujourd'hui ; il est revenu depuis une semaine. La plaie de la hanche a beaucoup diminué d'étendue ; granulations saines, peu d'écoulement. Mouvement du membre parfait, il reste seulement une légère claudication dans la marche. Je lui conseillai de continuer un peu plus longtemps l'usage des béquilles.

Observation V. — *Deuxième cas de Robert Macnab* (*Ibidem*). Mme C..., cheveux blonds, teint clair, mariée, âgée de 22 ans, avait joui d'une bonne santé jusqu'à il y a 6 mois environ. A cette époque, sans cause traumatique connue, elle vint à souffrir d'une douleur intense à la hanche gauche au niveau du grand trochanter. La douleur alla en augmentant et fut suivie, au bout de peu de temps, d'un gonflement de la région. Elle consulta alors plusieurs médecins qui tous la déclarèrent atteinte d'une coxalgie à la première période, quelques-uns lui prescrivirent le repos et les vésicatoires, d'autres des sangsues et des fomentations. Ne retirant aucun bénéfice de ces traitements, elle sollicita son admission à l'hôpital où elle fut reçue le 3 juillet. A l'hôpital, les opinions furent partagées sur la nature exacte de la maladie. Les uns se prononcèrent pour un abcès profond provenant d'une périostite des environs du grand trochanter ou de la partie supérieure du fémur, tandis que d'autres en faisaient un cas non douteux de coxalgie. Pendant son séjour à l'hôpital, elle fut traitée par les révulsifs répétés et par les martiaux, et l'huile de foie de morue à l'intérieur. Mécontente du peu de progrès de la santé, elle sortit de l'hôpital sur sa demande, et contre les vœux du chef de service, le 13 septembre.

Le 15 septembre, elle se présenta à ma consultation. Je constatai les symptômes suivants : Cuisse gauche légèrement fléchie sur le bassin ; articulation de la hanche parfaitement immobile, la cuisse étant solidement maintenue par la malade et mouvant avec le bassin lorsqu'on lui demandait de se retourner dans son lit. Sur le grand trochanter, et s'étendant à la totalité du tiers supérieur de la cuisse, existait une tuméfaction large, tendue, douloureuse, et d'une fluctuation obscure. Pas de douleur accusée en pressant les surfaces articulaires l'une contre l'autre. En soutenant la malade dans la situation debout la hanche gauche paraissait aplatie, le grand trochanter du même côté était plus oblique et faisait plus de saillie que le droit. Allongement apparent du membre bien marqué avec léger renversement du pied. La malade accusait une douleur poignante lorsqu'on venait à placer les muscles fessiers et ceux de la partie supérieure de la cuisse en contraction, en d'autres termes, lorsque la malade essayait de se reposer, quelque légèrement que ce fût sur le membre malade. La santé générale était profondément troublée: la malade n'avait pas de sommeil depuis plusieurs nuits ; langue sèche, couverte de fuliginosités, pouls 130.

Le 18, convaincu par l'aspect général du sujet, par ses antécédents, par plusieurs symptômes et par un cas pareil que j'avais vu récemment, que l'affection ne siégeait pas dans l'articulation de la hanche, je chloroformai la malade et je fis une incision longue de 2 pouces et demi environ un peu au-dessous du grand trochanter et au bas de l'os ; il s'en échappa une peinte et demie (3[4 de litre environ) d'un pus de bonne qualité. L'opération est suivie d'un grand soulagement. Ni le doigt, ni la sonde ne put découvrir d'os carié, mais je pus sentir une vaste cavité, située autour et en arrière du grand trochanter, et s'enfonçant profondément en arrière du fémur jusqu'aux muscles adducteurs de la partie interne de la cuisse. Je ne découvris pas de lésion articulaire, la cuisse se laissait facilement mouvoir sur le bassin dans toutes les directions. La cavité de l'abcès fut lavée deux fois par jour avec une solution d'acide phénique. Pansement à l'extérieur avec le même acide.

Le 22, amélioration : l'écoulement par la plaie est beaucoup moindre. L'induration autour du grand trochanter diminue.

11 octobre : Trois semaines après l'opération, depuis le 22 septembre l'état de la malade s'est rapidement amélioré ; elle se lève chaque jour et se promène dans le jardin avec l'aide d'une canne. Peu ou pas d'écoulement par la plaie qui se rétrécit et présente de belles granulations.

Nous pouvons maintenant résumer en quelques mots l'ensemble symptomatologique des inflammations de la bourse séreuse trochantérienne. Après une violence traumatique, sous l'influence du froid, d'une position vicieuse et habituelle, les malades voient survenir de la douleur et du gonflement au niveau de la région du grand trochanter. Il se forme après un temps plus ou moins long une tumeur ellipsoïde, allongée suivant le sens du membre, circonscrite par une dépression brusque, *en coup de hache*, suivant l'expression de M. Chassaignac. On perçoit à travers des enveloppes épaisses la sensation de fluctuation. La tumeur abandonnée à elle-même s'ouvre après un temps variable, le plus souvent à la base du grand trochanter. Souvent un flot de pus ou de liquide séreux s'écoule. Mais comme dans toutes les bourses séreuses la suppuration ne tarit pas, il se forme des fistules interminables qui s'ouvrent comme chez notre malade en arrière ou en dehors du grand trochanter. On peut alors avec le stylet explorer cette vaste poche par une de ces ouvertures. Il est rare de trouver le trochanter dénudé comme chez ce malade ; les lésions osseuses ne surviennent qu'après des suppurations de longue durée. M. Pétrequin (de Lyon), affirme cependant avoir constaté plusieurs fois l'ostéité ou la nécrose du grand trochanter à la suite de l'inflammation de la bourse séreuse.

En a-t-il été ainsi de notre malade? Je serais tenté de le croire sans pouvoir vous en fournir la preuve et quoique cette complication ne soit pas signalée dans les observations rapportées. Néanmoins ce qui me ferait supposer que la lésion osseuse est secondaire et consécutive à la suppuration de la bourse, c'est que cette lésion est très-superficielle et consiste plutôt dans une dénudation que dans une névrose étendue ou une carie du grand trochanter. Avant de s'ouvrir en dehors, l'abcès peut se déverser dans le tissu cellulaire sous-cutané et donner lieu à un abcès en bouton de chemise. J'ai observé un cas de ce genre à Beaujon en 1872.

Enfin, il peut se former consécutivement des fausses membranes qui s'épaississent en brides fibreuses. On conçoit que dans ce cas le grand fessier glisse difficilement sur la face externe du grand trochanter et que les mouvements de la cuisse soient plus ou moins génés.

J'ai désigné plusieurs fois cette affection sous le nom de *péri-arthrite-coxo-fémorale*. C'est qu'en effet elle présente beaucoup de points de ressemblance avec la péri-arthrite *scapulo-humérale*. Comme cette affection, elle donne lieu à des troubles fonctionnels qui peuvent faire croire à une lésion articulaire. Mais la péri-arthrite *scapulo-humérale*, telle que je l'ai observée et décrite, ne suppure jamais. Elle donne lieu à la formation de fausses membranes qui s'organisent et rendent en partie l'articulation immobile. Il y a, cependant, chez notre malade des cicatrices profondes et adhérentes à l'os qui empêchent de fléchir la cuisse complétement.

Au point de vue anatomique, la bourse séreuse sous-deltoïdienne repose directement, au moins dans une certaine étendue, sur la capsule articulaire, tandis que la bourse séreuse sous-trochantérienne en est située à une certaine distance. Il y a donc aussi de notables différences entre les deux péri-arthrites. Toutefois j'ai cru utile de les rapprocher et de montrer que, à la hanche comme à l'épaule, les affections péri-articulaires peuvent simuler les arthrites, d'où résulteront des erreurs de diagnostic préjudiciables aux malades. Si le diagnostic que nous avons établi est exact, on comprend que le pronostic doit être relativement assez bénin, si on le compare précisément à ce qu'il serait dans le cas de coxalgie ; c'est pour cela qu'il est si important de bien distinguer ces deux affections. Dans l'une on laisse pendant un temps souvent très-long le membre malade dans un appareil inamovible ; dans l'autre, une intervention immédiate abrége de beaucoup la durée du traitement.

Nous allons endormir le malade, puis inciser largement tous les trajets fistuleux, mettre à découvert la portion dénudée du grand trochanter, et, à l'aide d'un ciseau, enlever les parties superficielles de cet os de manière à favoriser le bourgeonnement des parties dures et molles et, par suite, leur cicatrisation.

—L'opération a été pratiquée comme on vient de le dire. Une incision de près de 15 centimètres a mis à découvert la face externe du grand trochanter et les parties indurées. L'aponévrose du grand fessier considérablement épaissie a été coupée en travers. Le trochanter dont la surface parut nécrosée a été évidé à l'aide d'un ciseau; enfin, deux drains passés à travers deux fistules situées inférieurement ont été ramenés dans la plaie.

Les suites de cette grave opération ont été des plus simples. Le grand trochanter s'est bientôt recouvert de bourgeons charnus et, dès le 20 février, la plaie était presque complétement guérie.

VERSAILLES. — IMP. CERF ET FILS, 59, RUE DU PLESSIS.

VERSAILLES. — CERF ET FILS, RUE DU PLESSIS, 59.

www.ingramcontent.com/pod-product-compliance
Ingram Content Group UK Ltd.
Pitfield, Milton Keynes, MK11 3LW, UK
UKHW022152260726
13993UKWH00005B/2310

9 782019 955410